BEI GRIN MACHT SICH IHR WISSEN BEZAHLT

- Wir veröffentlichen Ihre Hausarbeit, Bachelor- und Masterarbeit

- Ihr eigenes eBook und Buch - weltweit in allen wichtigen Shops

- Verdienen Sie an jedem Verkauf

Jetzt bei www.GRIN.com hochladen und kostenlos publizieren

GRIN

Das Gesundheitsverhalten und dazugehörige Modelle am Beispiel eines alkoholabhängigen Menschen

Fabian Miller

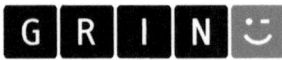

Bibliografische Information der Deutschen Nationalbibliothek:

Die Deutsche Nationalbibliothek verzeichnet diese Publikation in der Deutschen Nationalbibliografie; detaillierte bibliografische Daten sind im Internet über http://dnb.d-nb.de abrufbar.

ISBN: 9783346832818
Dieses Buch ist auch als E-Book erhältlich.

© GRIN Publishing GmbH
Nymphenburger Straße 86
80636 München

Druck und Bindung: Books on Demand GmbH, Norderstedt Germany
Gedruckt auf säurefreiem Papier aus verantwortungsvollen Quellen

Das Buch bei GRIN: https://www.grin.com/document/1333450

Hausarbeit

Das Gesundheitsverhalten und dazugehörige Modelle am Beispiel eines alkoholabhängigen Menschen

Modul: Grundlagen der Wirtschaftspsychologie

Studiengang: Wirtschaftspsychologie & Leadership

Inhaltsverzeichnis

Abbildungsverzeichnis

1 Einleitung

1.1 Problemstellung

„Gesundheit allein ist Sieg." – Thomas Carlyle (1795 – 1881)

Die Gesundheit eines Menschen steht heutzutage fast in allen erdenklichen Bereichen des privaten Lebens und des beruflichen Alltags im Fokus. Sei es im Bezug auf das eigene Immunsystem durch richtige Ernährung, durch eine gute Balance zwischen dem Arbeits- und Privatleben für die psychische Gesundheit oder durch genug Bewegung für den Körper. Das zu Beginn der wissenschaftlichen Arbeit gewählte, kurze Zitat zeigt die Relevanz der Gesundheit auf die eigene Person.

Durch viele unterschiedliche Publikationen wird zunehmend ein Trend wahrnehmbar, der die Gesundheit in den Mittelpunkt setzt. Unterschiedliche Einflüsse können diese allerdings stets und ständig verändern. Dazu gehören unter anderem Ernährung, soziale Beziehungen, Entspannung aber auch Alkoholkonsum.[1]

Aus einer im August 2022 veröffentlichen Meldung des Bundesministeriums für Gesundheit geht hervor, dass über 7,5 Millionen Menschen zwischen 18 bis 64 Jahren Alkohol in riskanten Mengen zu sich nehmen. Problematischen Alkoholkonsum betreiben rund 9 Millionen Menschen in derselben Altersgruppe innerhalb Deutschlands. Alkohol hat einen negativen Einfluss auf die Gesundheit eines jeden Einzelnen und sorgt jedes Jahr für erhebliche Todesfälle auf der ganzen Welt. Nichtsdestotrotz wird die Droge in der Gesellschaft weiterhin positiv angesehen und ist weit verbreitet.[2]

Unterstützt wird die Aussage des Bundesministeriums durch Statistiken, die den Pro-Kopf-Konsum von Alkohol in Deutschland aufzeigen. Über die vergangenen Jahre ist dabei zwar ein Rückgang seit den 1970er Jahren zu verzeichnen, allerdings stagniert dieser Konsum seit 2010 bei rund 10 Litern reinem Alkohol pro Kopf.[3]

Aus den obigen Ausführungen geht hervor, dass der exzessive Konsum von Alkohol massive Auswirkungen auf den menschlichen Körper und die Gesundheit hat. Besonders die Auswirkungen auf die Gesundheit stehen hierbei im Fokus.

---

[1] Vgl. Gesundheitsamt Frankfurt (o.J.).
[2] Vgl. Bundesministerium für Gesundheit (2022).
[3] Vgl. Statista (2022), S. 4.

1.2 Zielsetzung

Die Zielsetzung der Hausarbeit lässt sich in zwei Bereiche untergliedern. Zunächst soll innerhalb der theoretischen Grundlagen ein Hintergrund über die Gesundheitspsychologie erarbeitet werden. Dabei soll die Gesundheit und das Gesundheitsverhalten im Fokus stehen. Die essenziellen Modelle zum Gesundheitsverhalten werden erarbeitet und vorgestellt. Alkoholabhängigkeit und dessen Merkmale sowie Auswirkungen werden aufbereitet. Die Problemstellung ist aus Sicht eines alkoholabhängigen Menschen zu betrachten, welcher das eigene Gesundheitsverhalten durch Umsetzung eines aus den theoretischen Grundlagen beschriebenen Modells verändert. Das ausgewählte Modell soll anhand konkreter Ansatzpunkte umgesetzt werden. In diesem Zusammenhang sollen zudem Herausforderungen und ein Ausblick dargestellt werden.

1.3 Aufbau der wissenschaftlichen Arbeit

Um eine angemessene Lösung für die beschriebene Problematik in dieser wissenschaftlichen Arbeit zu finden, werden im zweiten Kapitel der vorliegenden Arbeit die wichtigsten theoretischen Fundamente im Zusammenhang mit dem Thema „Gesundheitspsychologie" idenifiziert. Dazu werden die Begriffe „Gesundheit" sowie „Gesundheitsverhalten" näher definiert. Weiterhin werden unter der Thematik „Gesundheitsverhalten" die wesentlichen Modelle zum Gesundheitsverhalten vorgestellt. Anschließend wird das Themengebiet „Alkoholabhängigkeit" beleuchtet. Dabei wird die Begrifflichkeit erläutert und auf die Merkmale und Auswirkungen des Krankheitsbildes eingegangen. Das Kapitel endet mit einer Zusammenfassung der wichtigsten theoretischen Erkenntnisse.

Der dritte Abschnitt dieser Hausarbeit behandelt die methodische Anwendung der theoretischen Erkenntnisse. Auf eine Vorstellung der Ausgangssituation mit einem konkreten Beispiel folgt die Änderung des Gesundheitsverhaltens der geschädigten Person durch Umsetzung eines aus der Theorie ausgewählten Modells. Der Abschnitt endet mit der kritischen Betrachtung der methodischen Anwendung.

Zum Abschluss der vorliegenden Hausarbeit wird ein geeignetes Fazit gezogen. Die Arbeit wird mit einer Perspektive auf zukünftige Schritte und Möglichkeiten abgeschlossen.

2 Theoretische Grundlagen

In dem nachfolgenden Kapitel wird die theoretische Grundlage für die folgende methodische Anwendung geschaffen. Dementsprechend werden in den kommenden Abschnitten die Schwerpunkte Gesundheit, Gesundheitsverhalten, Modelle zum Gesundheitsverhalten und Alkoholabhängigkeit umfassend erklärt und detailliert dargelegt.

2.1 Gesundheitspsychologie

Im Rahmen des Unterabschnitts werden Definitionen für die Bereiche Gesundheit und Gesundheitsverhalten bereitgestellt.

2.1.1 Begriffserklärung „Gesundheit"

Die Suche nach einer einheitlichen Begriffserklärung für „Gesundheit" erweist sich als außerordentlich komplex. Wird beispielsweise die weltweit agierende Weltgesundheitsorganisation (kurz WHO) in Betracht gezogen, ist „die Gesundheit ein Zustand des vollständigen körperlichen, geistigen und sozialen Wohlergehens und nicht nur das Fehlen von Krankheiten oder Gebrechen."[4]

Der Schwerpunkt dieser Definition liegt auf dem Wort Wohlergehen (auch Wohlbefinden genannt)[5] , welches die WHO in zwei Unterkategorien, objektiv und subjektiv, gliedert. Das objektive Wohlergehen umfasst unter anderem die Gestaltung die Politik eines Landes, die Umwelt, die Situation beim Arbeiten und die Bildung. Bei dem subjektiven Wohlergehen wiederum wird von verknüpften Lebenserfahrungen des Menschen gesprochen. Gemessen wird das Wohlergehen mit einer Vielzahl an qualitativen und quantitativen Instrumenten. So kann beispielsweise die Luftqualität Aussagen über die objektiven Faktoren geben. Die Arbeitszufriedenheit kann als subjektive Messvariante genutzt werden. Oftmals werden Umfragen mit genauen Fragestellungen genutzt, um das Wohlergehen zu messen. Auch im Berufsleben werden Zufriedenheitsumfragen in bestimmten Intervallen zu Informationszwecken durchgeführt.[6]

---

[4] WHO (1946), S. 1.
[5] Vgl. Duden (2023).
[6] Vgl. WHO (2020), S. 1-2.

Der deutsche Philosoph Friedrich Nietzsche (1844 – 1900) versteht unter Gesundheit „das jenige Maß an Krankheit, das es mir noch erlaubt meinen wesentlichen Beschäftigungen nachzugehen".[7] Würde davon ausgegangen, dass dies die richtige Definition für Gesundheit ist, wäre es wählbar, wann ein Mensch gesund und wann ein Mensch krank ist. Dazu würden weitere Faktoren wie die Motivation des Menschen an Bedeutung für die Gesundheit gewinnen.

Laut Klaus Hurrelmann ist Gesundheit ein „Zustand des objektiven und subjektiven Befindens einer Person, der gegeben ist, wenn diese Person sich in den physischen, psychischen und sozialen Bereichen ihrer Entwicklung im Einklang mit den eigenen Möglichkeiten und Zielvorstellungen und den jeweils gegebenen äußeren Lebensbedingungen befindet".[8] Diese Definition ist im Vergleich zu Nietzsche wesentlich enger gefasst und zeigt, das Gesundheit sich neben der Fähigkeit, Beschäftigungen nachzugehen auch mit dem eigenen Empfinden beschäftigt.

Zusammenfassend bedeutet Gesundheit das seelische, körperliche und soziale Wohlergehen eines Menschen, wobei Beschäftigungen nachgegangen werden kann. Der gesunde Mensch hat zudem einen stabilen psychischen Zustand und steht möglichst im Einklang mit seinen eigenen Zielen und den eigenen Lebensbedingungen.

2.1.2 Begriffserklärung „Gesundheitsverhalten"

Auf Basis der zuvor beschriebenen Gesundheit existiert in der Gesundheitspsychologie zudem der Begriff „Gesundheitsverhalten". Dieser Begriff ist eine Komposition aus dem Wörtern Gesundheit und Verhalten. Gesundheit wurde bereits im vorherigen Unterkapitel ausführlich erklärt.

Das Verhalten eines Menschen umfasst nach Stiller in der Regel „drei Dimensionen: Handeln, Dulden und Unterlassen". Es wird in verschiedene Stufen (unbewusste Reaktion, gelernte, aber nicht bewusste Reaktion und gesteuertes Handeln) unterschieden.[9]

Das sogenannte Gesundheitsverhalten unterscheidet sich in zwei Arten:

- *Positives Gesundheitsverhalten*, welches sich um die Unversehrtheit eines Menschen kümmert. Dies sind Benehmen, die einen positiven Einfluss auf die Gesundheit haben. Das Spektrum reicht dabei von einfacher, körperlicher Bewegung bis zur Meditation.

---

[7] Lehmkuhl (2005), S. 14.
[8] Schneider (o.J.).
[9] Siller (2018).

- *Negatives Gesundheitsverhalten* hat einen negativen Einfluss auf die eigene Gesundheit und birgt ein gesundheitliches Risiko. Unter anderen wird erhöhter Alkoholkonsum als negativ betrachtet.

Es bedeutet somit die eventuelle Prävention von Krankheiten und sorgt für die Steigerung der eigenen Gesundheit. Laut Fuchs stehen vor allem fünf Verhaltensweisen im Vordergrund: „körperliche Bewegung, Ernährungsgewohnheiten, Tabakkonsum, Alkoholkonsum und das Schlafverhalten".[10]

Auch Prof. em. Dr. i.R. Faltermeier versteht unter einem Gesundheitsverhalten einen aktiven Beitrag der Person zur eigenen Gesundheit. Laut ihm ergibt sich aus Erkenntnissen der Wissenschaft, dass das Verhalten einen Einfluss auf die Gesundheit hat. Die positive oder negative Auswirkung ergibt sich aus den Verhaltensweisen und Gewohnheiten. So hat eine Person, die aus Gewohnheit regelmäßig Sport treibt eine höhere Wahrscheinlichkeit längerfristig gesund zu bleiben als eine Person, die sich nicht körperlich betätigt. Schwierig sei allerdings zu erfassen, wann das Verhalten gesundheitsfördernd und wann es negative Auswirkungen haben kann. So kann beispielsweise übermäßiger Sport auch Krankheiten hervorrufen und ein Risiko für die Gesundheit haben.[11]

Zusammenfassend lässt sich feststellen, dass das Gesundheitsverhalten eine entscheidende Rolle in Bezug auf die Gesundheit und das Wohlbefinden des Individuums spielt. Durch die Entwicklung von positiven Gewohnheiten und Verhaltensweisen kann ein gesunder Lebensstil etabliert werden, der zu einer Verbesserung der Gesundheit und einer Erhöhung der Lebensqualität führt. Umgekehrt können negative Verhaltensweisen zu einer Verschlechterung der Gesundheit und eventuell Entstehung von Krankheiten führen.

2.2 Modelle des Gesundheitsverhaltens

Über eine Literaturrecherche werden im weiteren Verlauf der wissenschaftlichen Arbeit verschiedene Modelle des Gesundheitsverhaltens vorgestellt. Dabei wird insbesondere auf das Transtheoretische Modell der Verhaltensänderung (TTM), das sozial-kognitive Prozessmodell des Gesundheitsverhaltens (HAPA) und das Modell der gesundheitlichen Überzeugungen (HBM) eingegangen.

Zum Vorwissen werden die unterschiedlichen Modelle zum Gesundheitsverhalten kurz klassifiziert:

---

[10] Fuchs (2012), S. 132 – 133.
[11] Vgl. Faltermeier (2022).

1. „Kontinuierliche lineare Modelle
   a. Motivationale (z.B. HBM)
   b. Volitionale
2. Stadienmodelle (z.B. TTM)
3. Integrative Modelle (z.B. HAPA)"[12]

2.2.1 Transtheoretisches Modell der Verhaltensänderung

Als erstes Modell zum Gesundheitsverhalten wird das Transtheoretische Modell vorgestellt. Das Transtheoretische Modell der Verhaltensänderung (kurz TTM) ist ein Stadienmodell, welches von Prochaska und DiClemente 1982 entwickelt wurde. Dieses Modell basiert auf Grundlage eigener empirischer Forschung und wurde zu einem Modell menschlicher Veränderung, welches häufig in der Psychotherapie verwendet wird. Der erste Anwendungsbereich des TTM bezog sich auf die Entwöhnung des Rauchens und wird auch heutzutage weiter genutzt. Das Modell hilft das Gesundheitsverhalten eines Menschen positiv zu verändern. Das TTM beinhaltet einen wiederkehrenden Ablauf verschiedener Phasen zur Veränderung des Gesundheitsverhaltens. Diese Phasen sind die Absichtslosigkeit, Absichtsbildung, Vorbereitung, Handlung und Aufrechterhaltung.

Gestartet wird mit dem Abschnitt der *Absichtslosigkeit*. Während dieser Phase haben die Menschen keinerlei Absicht, ihr aktuelles Verhalten überhaupt zu verändern. Diese Phase erstreckt sich über einen Zeitraum von rund sechs Monaten. Menschen, die sich in der Absichtslosigkeit befinden, haben oftmals keinerlei Informationen über die Auswirkungen ihres eigenen Handelns. Dazu kann es sein, dass bereits die Motivation vorhanden war, das aktuelle Verhalten zu ändern, es jedoch erfolglos geblieben ist. Menschen dieser Phase weisen häufig dieselben Merkmale auf. Sie weichen z.B. Gesprächen über das risikoreiche Verhalten aus. Außerdem gibt es keine starke emotionale Reaktion auf dieses Verhalten und es folgt ein Verweigern gesundheitsfördernder Maßnahmen. Diese Phase gilt als gefestigste aller Phasen im Kontext des TTM. Ohne Einflussnahme (auch Intervention genannt) ist die Wahrscheinlichkeit sehr gering in die nächstfolgende Phase zu gelangen.[13][14]

Der zweite Abschnitt behandelt die *Absichtsbildung*. Innerhalb der kommenden sechs Monate würden Menschen dieser Phase etwas an ihrem Gesundheitsverhalten ändern. Die Informationen über die Auswirkungen ihres gesundheitsschädigenden

---

[12] Lippke/Renneberg, S. 56.
[13] Vgl. Keller (2008), S. 4 ff.
[14] Vgl. Schweitzer (2021).

Handelns sind bekannt sowie die Vorteile über Verhaltensänderungen verstanden. Die Herausforderungen werden aktiv angegangen und es wird nach Lösungen gesucht. Diese Lösungen sind jedoch durch die zur Verfügung stehenden Möglichkeiten nicht umsetzbar. Dadurch rückt das Reagieren auf die negativen Verhaltensweisen weiter in den Hintergrund. Häufig stagnieren Menschen in dieser Phase, da sie verschiedene Vor- und Nachteile untereinander abwägen, diese allerdings ausgewogen sind. Auch in der Absichtsbildung handelt es sich um eine Stufe, bei der ohne Intervention kein zeitnaher Übergang in die nächste Stufe zu erwarten ist. Sowohl in der Absichtslosigkeit als auch in der Absichtsbildung ist von wenig Eigenmotivation auszugehen.[15][16]

Anschließend folgt der Abschnitt der *Vorbereitung*. Die Menschen haben die Intention zeitnah etwas an ihrem Verhalten zu ändern, bedeutet ein hohes Maß an Eigenmotivation ist vorhanden. Dabei wird fest davon ausgegangen, das Verhalten in einer bestimmten Zeit zu verändern. Eine Zeitspanne von 30 Tagen die Rede. Im Fokus steht die klare Entscheidung, etwas zu ändern. Der Fortschritt der Verhaltensänderung startet mit kleinen Maßnahmen. Rückfälle in alte Verhaltensmuster sollen möglichst vermieden werden. Die Menschen haben das Ziel vor Augen und somit einen eindeutigen Vorgehensplan. Allerdings handelt es sich bei der Vorbereitungsphase um eine relativ unstabile Phase, da der zeitlich gesetzte Rahmen von einem Monat oft zu eng bemessen ist. Menschen dieser Phase werden häufig am besten von Hilfsangeboten angesprochen.[17]

Als vierter Abschnitt folgt die *Handlung*. Es wird eine Menge Aufwand im Sinne von Energie und Zeit in das veränderte Gesundheitsverhalten gesteckt. Oftmals wurden in dieser Phase Aktionen zum Ändern des Verhaltens gestartet, jedoch ist ungewiss, ob diese Aktionen auch fortlaufend bestand haben werden. Ein großer Glaube an sich selbst ist bei Menschen dieser Phase zu finden. Die gelernten Techniken oder Hilfestellungen zur Unterdrückung von Triggern werden angewendet, dadurch werden Rückfälle vermieden. Für außenstehende Personen gilt die Handlung als sichtbarste Phase, da das Verhalten beobachtet werden kann. Jedoch bedeutet es nicht, dass das geänderte Verhalten weiterhin aufrechterhalten werden kann – es besteht die größte Wahrscheinlichkeit einen Rückfall zu erleiden.[18]

Nach einer Zeitspanne von sechs Monaten kommt es zum Abschnitt der *Aufrechterhaltung*. Ein stetiges Umsetzen des veränderten Verhaltens steht sinnbildlich für diese Phase. Das geänderte Verhalten ist nun ein Teil des alltäglichen Lebens. Das erlernte Wissen, um Trigger zu unterdrücken, wird weniger als in den Abschnitten zuvor

---

[15] Vgl. Lippke/Renneberg (2006), S. 47-55.
[16] Vgl. Keller (2008), S. 4 ff.
[17] Vgl. Ebenda.
[18] Vgl. Ebenda.

benötigt. Nichtsdestotrotz muss der Mensch sich jederzeit konzentrieren, um nicht einen Rückfall zu erleiden.

Als letzter Abschnitt gilt die Phase der *Stabilisierung*. Diesen Abschnitt kennzeichnet die eigene Gewissheit, nie wieder einen Rückfall erleiden zu wollen. Im Bezug auf das Rauchen werden nach Keller nach zwölf Monaten rund 37% der Menschen rückfällig, nach fünf Jahren sind es nur noch rund 7%.[19] Dies deutet auf eine Stabilisierung hin.

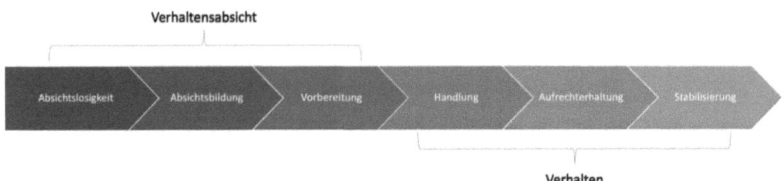

Abbildung 1: Transtheoretisches Modell der Verhaltensänderung in Anlehnung an Velicer[20]

Die einzelnen Abschnitte stehen symbolisch für einen zeitlichen Prozess, der sich über einen längeren Zeitraum zieht. Das Ändern von bestehenden Verhaltensweisen gilt als schwierig und ist deshalb nicht von einem Tag zum anderen realisierbar. Eine gelungene Veränderung des Verhaltens ist mit viel Geduld und Zeit verbunden, erstreckt sich deshalb meist über mehrere Monate. Techniken und Hilfsmittel können in den unterschiedlichen Abschnitten zum Einsatz kommen, als Beispiele werden oft Interventionsprogramme, also Programme zum Eingreifen, genannt. Wichtig ist, den Menschen in eine richtige Phase einzuordnen. Die Phasen müssen untereinander klar abgegrenzt sein und dürfen nicht miteinander verbunden werden. Einem Menschen in der Phase der *Absichtslosigkeit* Ratschläge zum Verändern des Verhaltens zu geben hat keinen Mehrwert (z.B. „Mach doch mal Sport!"). Es ist sinnvoller in solchem Fall gezielte Informationen zu geben, um einen Fokus auf den eigenen gesundheitlichen Nutzen zu legen.

Nach Lippke und Renneberg gibt es beim Transtheoretischen Modell zur Verhaltensänderung jedoch zwei Probleme. Laut ihnen sind die zeitlich gesetzten Kriterien zwischen den Phasen willkürlich gewählt und nicht für den Fortschritt in Bezug auf die Verhaltensänderung relevant. Bei jedem Menschen könnten sich diese zeitlichen Angaben unterscheiden und die Intention eine andere sein. Andererseits sehen sie auch die Zuordnung der Stufen als nicht verlässlich. Menschen der ersten drei Stufen müssten

---

[19] Keller et al. (1999), S. 23.
[20] Vgl. Velicer et al. (1998).

nach Lippke und Renneberg keinerlei Zielverhalten ausüben, Menschen der letzten zwei Stufen jedoch schon. Studien belegen diese Annahmen jedoch nicht.[21]

2.2.2 Sozial-Kognitives Prozessmodell des Gesundheitsverhaltens

Das sozial-kognitive Prozessmodell des Gesundheitsverhaltens wird im Englischen Health Action Process Approach genannt und ist deshalb auch unter der Abkürzung HAPA bekannt. Dieses Modell gilt als ein integratives Modell[22], welches den Fokus auf die Erwartung an die eigene Selbstwirksamkeit setzt. HAPA wurde unter anderem von Ralf Schwarzer entwickelt und steht für die Umsetzung von Verhaltensintentionen in wirkliches Verhalten. Es beinhaltet viele verschiedene Teile anderer bereits erprobter Verhaltensmodelle und setzt diese zusammen oder grenzt sie ab.[23]

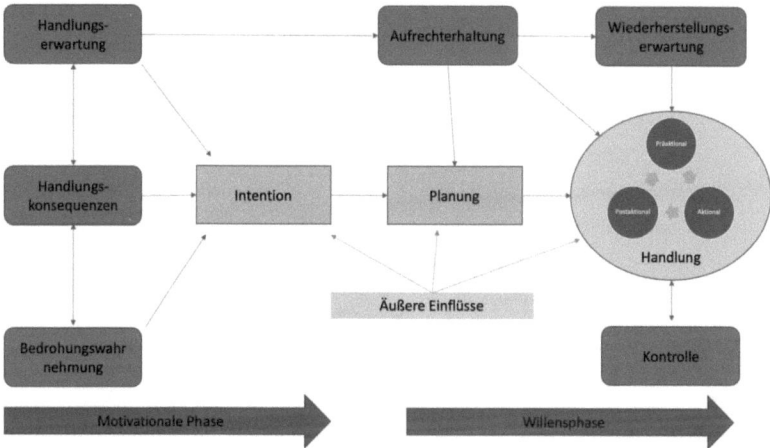

Abbildung 2: HAPA-Modell, in Anlehnung an Schwarzer

Für die Änderung des Verhaltens müssen zwei Abschnitte bewältigt werden. Zunächst die *Motivationsphase*, danach die *Willensphase*. Die Motivationsphase steht unter Einfluss von drei Gedanken (kognitiv-affektive Variablen), welche später als Ziel des Menschen zu verstehen sind:

- Die *Bedrohungswahrnehmung* steht für die eigene subjektive Einschätzung auf die Verletzlichkeit der eigenen Person und dessen Schwere. Diese Einschätzung

---

[21] Vgl. Lippke/Renneberg (2006), S. 51-52.
[22] Vgl. Lippke/Renneberg (2006), S. 56.
[23] Vgl. Schwarzer (2008), S. 3 ff.

empfindet der Mensch durch weitere Informationen, wie beispielsweise Testergebnisse, Zeitungsartikel oder Medien.

- Die *erwarteten Handlungskonsequenzen* beruhen auf der Abwägung zwischen Kosten und Nutzen. Jedes individuelle Gesundheitsverhalten hat einen positiven oder negativen Output und fördert somit gegebenenfalls Anreize oder Behinderungen des Verhaltens. So muss der Mensch für sich die potenziellen Verhaltensweisen kennen, die ihr Gesundheitsrisiko minimieren.

- Die *eigene Erwartung* an sich selbst gilt als dritter Einfluss und untergliedert sich weiter in drei Unterkategorien. Die erste Unterkategorie ist die Handlungserwartung, d.h. die Gedankenbeschreibung, ob die Menschen das angestrebte Verhalten auch wirklich in die Tat umsetzen können. Die Aufrechterhaltung bezieht sich auf die Probleme, die bei dem normalen Ausführen des gewünschten Verhaltens auftreten. Die letzte Unterkategorie ist mit der Wiederherstellungserwartung angesprochen. Diese bezieht sich auf die Erwartung, selbst bei Rückfällen in alte Verhaltensmuster wieder das neue, gewünschte Verhalten aufzunehmen.[24]

Die Motivationsphase mit den drei Einflüssen mündet in der Intention, die ein Mensch hat, um sein Ziel zu erreichen. Diese Intentionen machen circa 20% des Verhaltensunterschieds aus.[25] Dazu wird versucht, für den Gesundheitszustand, bedrohliches Verhalten zu unterbinden.[26]

Die Willensphase beinhaltet Prozesse, welche unterstützen die Gedanken aus der Motivationsphase in die Tat umzusetzen. Zu dem jeweiligen Gedanken werden detaillierte Pläne ausgearbeitet, wie diese umsetzbar sind – dies findet allerdings noch vor der wirklichen Umsetzung statt (präaktional). Diese Pläne befassen sich mit möglichen Herausforderungen und gegebenen Gelegenheiten, um in jeweiligen Situationen selbstständig zu handeln. Das ist nötig, damit der Fokus auf der Verhaltensänderung liegt. Die eigene Erwartungshaltung ist präaktional sehr wichtig, um das neue Verhalten über einen längeren Zeitraum umzusetzen.[27][28]

Nach der Planung kommt es zur Ausführung des neuen Verhaltens (aktional), welches möglichst über einen längeren Zeitraum beibehalten werden soll. Der Mensch muss sein eigenes Verhalten dahingehend regelmäßig kontrollieren und aufmerksam sein, um keinen Rückfall zu erleiden. Die Höhe an Selbstregulierung hat hierbei einen Einfluss auf die Hartnäckigkeit, das neue Verhalten weiterhin auszuführen. Der Mensch

---

[24] Vgl. Schwarzer (2008), S. 6.
[25] Vgl. Schwarzer (2016), S. 119 ff.
[26] Vgl. Vollmann/Weber (2011), S. 401 ff.
[27] Vgl. Schwarzer (2008), S. 7 f.
[28] Vgl. Vollmann/Weber (2011), S. 401 ff.

entwickelt unter anderem Leitsätze wie „Jetzt muss ich weiter machen, sonst war der Start umsonst".

Nach der Verhaltensänderung kommt es anschließend zu einer Bewertung des Verhaltens (postaktional). Dabei werden positive und negative Aspekte erörtert und auf die jeweiligen Ursachen eingegangen. Durch diese Bewertung kann der ausgedachte Plan angepasst oder verworfen werden.[29][30] Als optimal gilt, wenn der Erfolg der Umsetzung auf die eigene Willensstärke zurückzuführen ist. Dies fördert insgesamt die Eigenmotivation und wirkt sich positiv auf das weitere Verhalten aus. Jedoch können sich Misserfolge auch negativ auf die eigene Willensstärke auswirken.[31]

Das HAPA-Modell ist ein Hybridmodell, da es lineare Modelle mit Stadienmodellen kombiniert. Durch verschiedene Ansatzpunkte wird es in verschiedenen Forschungsbereichen eingesetzt und fördert somit unter anderem auch das Gesundheitsverhalten von Menschen.[32][33] Im Gegensatz zu anderen Modellen ist der konkrete Fokus für die Umsetzung der Verhaltensänderung ein großer Vorteil des Modells. HAPA bietet zudem mehrere Möglichkeiten, Einflüsse für das Gesundheitsverhalten einzubringen – so zeigen verschiedene Studien laut Vollmann/Weber, dass „für Personen ohne Motivation zur Verhaltensänderung vor allem Risiko- und Ressourcenkommunikation zur Förderung einer Intentionsbildung nützlich sind, während Personen, die bereits eine Intention zur Verhaltensänderung ausgebildet haben, am ehesten von Interventionen profitieren, die auf die Handlungsplanung abzielen".[34]

2.2.3 Modell gesundheitlicher Überzeugungen

Das Modell gesundheitlicher Überzeugungen (*Health Belief Model*, kurz HBM) gehört zu den Motivationalen Modelle. Es gilt als eines der ersten Modelle, mit denen das Verhalten, in Bezug auf die Gesundheit, erklärt werden konnte. Die Grundannahme bei HBM ist, dass die Wahrscheinlichkeit, das ein Mensch sein Verhalten ändert, mit dem bereits wahrgenommenen Risiko und der damit verbundenen Kosten-Nutzen-Abwägung durch präventives Verhalten zusammenhängt. Das wahrgenommene Risiko besteht aus

---

[29] Vgl. Schwarzer (2008), S. 7 f.
[30] Vgl. Vollmann/Weber (2011), S. 401 ff.
[31] Vgl. Ebenda.
[32] Vgl. Lippke/Renneberg (2006), S. 56.
[33] Vgl. Lippke/Schüz (2020), S. 304.
[34] Vollmann/Weber (2011), S. 403.

der selbst festgestellten Verletzlichkeit (z.B. hohes Risiko Lungenkrebs zu bekommen) und dem erfassten Ausmaß der Verletzlichkeit (z.B. Lungenkrebs kann zum Tod führen). Die Erkenntnis wird dann aus der Kosten (z.B. Verzicht auf Rauchen) – Nutzen (z.B. Verzicht auf Rauchen verhindert eventuell Lungenkrebs) - Abwägung gezogen. Beide Aspekte können durch unterschiedliche Faktoren beeinflusst werden:

- Demographische Faktoren (z.B. Geschlecht)
- Psychologische Faktoren (z.B. eigene Motivation gesund zu sein)
- Soziale Faktoren (z.B. Freunde)

Auch Spezifische Faktoren (z.B. Handlungsanreize durch einen Arzt) haben einen Einfluss auf das Gesundheitsverhalten der Person.[35][36]

Sogenannte „Furchtappelle" sind beispielsweise auf Zigarettenschachteln oder Schildern an Autobahnen zu finden und werden auch in anderen Modellen des Gesundheitsverhaltens verwendet.[37]

Sind jedoch Positive Auswirkungen auf das Gesundheitsverhalten bei betroffenen Personen nur sichtbar, wenn diese in der Lage sind in schwierigen Situationen standhaft zu bleiben (z.B. nicht nach einer Zigarette greifen). Deshalb sollten möglichst Angebote zur Bewältigung verwendet werden, um die eigene Selbstwirksamkeit zu stärken. Ohne diese Angebote kann es zu Widerständen kommen und die Kosten werden unterdrückt.[38]

Laut Lippke und Renneberg weist das HBM „jedoch theoretische Schwächen auf und kann kaum auf empirische Evidenz bauen, so dass es heute in der Gesundheitspsychologie und für die Gesundheitsförderung nicht mehr als aktuell gilt."[39]

Das HBM ist nur für begrenzte Bereiche einsetzbar. So kann es unter anderem zur Vermeidung von bestimmten Krankheiten helfen, aber keinen positiven Einfluss auf das allgemeine Wohlbefinden haben, da es sich in manchen Bereichen nicht anwenden lässt (z.B. Steigerung der Bewegung).[40][41]

---

[35] Vgl. Krämer (2021).
[36] Vgl. Lippke/Renneberg (2006), S. 36-38.
[37] Vgl. Lippke/Schüz (2020), S. 300 f.
[38] Vgl. Kok et al. (2018).
[39] Vgl. Lippke/Renneberg (2006), S. 36-38.
[40] Vgl. Lippke/Schüz (2020), S. 300 f.
[41] Vgl. Skinner et al. (2015).

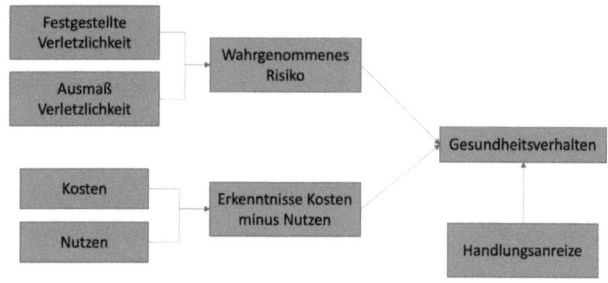

Abbildung 3: HBM, eigene Darstellung

2.3 Alkoholabhängigkeit

Wie bereits in der Einleitung der wissenschaftlichen Hausarbeit erwähnt, ist der Alkoholkonsum in Deutschland stark verbreitet. Mehr als 7,5 Millionen Menschen nehmen Alkohol in riskanten Mengen zu sich.[42] Von einer angenommenen Einwohnerzahl von 84,3 Millionen in Deutschland lebenden Menschen[43] sind dies rund 9% der Bevölkerung. Alkoholkonsum ist innerhalb des Landes weit verbreitet, wird von der Gesellschaft als positiv angesehen. Dennoch bringt die Droge weitreichende Konsequenzen mit sich. In den folgenden Unterkapiteln soll zunächst eine Begriffserklärung zur „Alkoholabhängigkeit" folgen, welche danach mit Merkmalen und Auswirkungen der Krankheit untermauert wird.

2.3.1 Begriffserklärung „Alkoholabhängigkeit"

An einem Feierabend ein Bier trinken oder am Wochenende mit Alkohol feiern zu gehen wird von der Gesellschaft akzeptiert. Jedoch gelten deutschlandweit mehr als zwei Millionen Menschen als alkoholkrank, die inoffiziellen Zahlen sind voraussichtlich weit höher. Alkoholabhängigkeit gilt als Volkskrankheit, ist dementsprechend weit verbreitet. Jährlich werden rund 200.000 Menschen mit dieser Krankheit in Kliniken behandelt, rund 200 davon verlieren täglich ihr Leben.[44] Diese hohen Zahlen zeigen den negativen Einfluss von Alkoholkonsum auf den Menschen. Um jedoch Alkoholabhängigkeit zu definieren, muss zunächst in die Formen des Alkoholkonsums unterschieden werden.

---

[42] Vgl. Bundesministerium für Gesundheit (2022).
[43] Vgl. Statistisches Bundesamt (2022).
[44] Vgl. Die Techniker (2022).

Bei Alkoholkonsum wird zunächst von *riskantem Konsum* gesprochen. Riskanter Konsum bedeutet über einen längeren Zeitraum eine Menge Alkohol zu sich zu nehmen, die langfristig den Körper beeinträchtigt. Somit kann riskanter Konsum Schädigungen an der Leber und am Herzen verursachen. Messbar ist diese Stufe an der Alkoholmenge, welche bei Frauen circa 12 Gramm und bei Männern circa 24 Gramm pro Tag bedeutet. Menschen dieser Phase haben ein Risiko, in die Abhängigkeit zu gelangen. Als zweite Phase folgt der *schädliche Gebrauch*. Dieser liegt vor, wenn Beeinträchtigungen auf die Gesundheit des Menschen nachweislich vorliegen (z.B. Leberschäden). Als *Alkoholabhängigkeit* gilt ein bestimmtes Trinkverhalten, welches sich nicht an der konsumierten Menge festmachen lässt. Trotz der negativen Auswirkungen auf den körperlichen und psychischen Zustand des Menschen bestimmt der Alkohol zunehmend das alltägliche Leben des Menschen – Alkoholkonsum wird zur Sucht und schwierig steuerbar.[45]

Dabei durchläuft die Person meist mehrere Phasen des Alkoholkonsums:

1. *Voralkoholische Phase*

   Mit Alkohol sollen Probleme in den Hintergrund geschoben werden, das Trinken entwickelt sich von gelegentlichen Zeitpunkten zu täglichem Konsum. Das Verdrängen von negativen Gedanken funktioniert anfangs, es wird mehr Alkohol konsumiert. Zeitlich erstreckt sich die Phase über mehrere Monate.

2. *Anfangsphase*

   Immer mehr Alkohol wird konsumiert, oft nach dem Aufstehen. Heimliche Vorräte werden angelegt. Menschen dieser Phase bemerken den gehäuften Konsum, entwickeln dahingehend negative Gedanken, welche mit Alkohol beseitigt werden. Sie versuchen Gespräche darüber zu vermeiden.

3. *Kritische Phase*

   Der Start des Trinkens ist nicht mehr kontrollierbar. Die Kontrolle über sich selbst entgleitet zunehmend (z.B. werden abgemachte Zeiten nicht mehr eingehalten). Der Konsum ist jedoch nicht mehr geheim und führt im sozialen Umfeld zu Streitigkeiten. Bei dem Versuch auf den Konsum zu verzichten, kommt es oft zu Rückfällen, welche zu Selbstzweifel führen.

4. *Chronische Phase*

   Die Person ist durchgängig betrunken, konsumiert zu jeder Tageszeit Alkohol. Entzugserscheinungen treten auf, einfache Aufgaben können nicht erfüllt werden. Es wird sich selbst vernachlässigt und zunehmend geistig abgebaut. Zudem werden Schäden am Körper sichtbar (z.B. Nervenschäden).[46]

---

[45] Vgl. Kiefer (2021).
[46] Vg.l. Die Techniker (2022).

2.3.2 Merkmale und Auswirkungen der Krankheit

Alkoholabhängigkeit hat mehrere Merkmale, auf die im Folgenden dargestellt werden:

- Das *Verlangen nach Alkohol* steigt enorm und kann plötzlich auftreten.
- *Verlust von Kontrolle* bei alkoholkranken Menschen gilt als weiteres wichtiges Merkmal. Die Menge an Alkohol, den sie konsumieren, können sie selbst nicht mehr kontrollieren. Oftmals gibt es kein Ende, es wird zudem auch in riskanten Situationen getrunken (z.B. auf Arbeit).
- Die *Entwicklung von Toleranzen* steigt bei alkoholkranken Menschen enorm. Der Körper stellt sich über einen längeren Zeitraum auf die zu sich genommene Menge ein. Um die gewünschte Schwelle zu erreichen, wird nun mehr Alkohol benötigt, weshalb Menschen mit dieser Krankheit oft weitaus trinkfester sind als Menschen ohne Alkoholsucht. Dies ist für die eigene Person dennoch als negativ zu betrachten, da die hohe Menge Alkohol den Körper schädigt.
- *Entzugserscheinungen* bei keinem Konsum werden oft vom Umfeld des Menschen wahrgenommen. Dazu gehören unter anderem Zittern, Schlafstörungen oder negative Gedanken. Nur der erneute Konsum kann diese Erscheinungen minimieren, weshalb sich ein Kreislauf etabliert, welcher nur schwer zu unterbinden ist.
- Die *Vernachlässigung von Interessen* tritt auf, da Alkohol zunehmend im Fokus steht.
- Der *Konsum trotz negativer Schäden* gilt als weiteres Merkmal.[47]

Die oben beschriebenen Merkmale haben Auswirkungen auf den Menschen, welche anschließend kurz kumuliert werden:

- Körperliche Auswirkungen:
  - Leberschäden,
  - Herzschäden,
  - Magenschleimhautentzündungen,
  - Krebs,
  - Nervenkrankheiten.
- Psychische Folgen:
  - Bewusstseinsstörungen,
  - Psychosen,
  - Entzugserscheinungen,
  - Depressionen,

---

[47] Vgl. Dobmeier/Fux (2019).

o Stimmungsschwankungen.[48]

Zusammengefasst wird, durch dieses Unterkapitel der Merkmale und Auswirkungen, der starke, negative Einfluss der Droge Alkohol auf den menschlichen Körper deutlich. In den folgenden Kapiteln soll das Gesundheitsverhalten eines Menschen dahingehend zum Besseren verändert werden.

2.4 Zwischenfazit der theoretischen Grundlagen

In dem vorangegangenen Kapitel konnten die wesentlichen theoretischen Grundlagen der Themenschwerpunkte Gesundheitspsychologie, Modelle des Gesundheitsverhaltens und Alkoholabhängigkeit erläutert werden. Es stellte sich heraus, dass die Begrifflichkeit „Gesundheit" schwierig definierbar ist und sich auf das seelische, körperliche und soziale Wohlergehen eines Menschen bezieht. Im Nachgang wurde offenbart, dass das Gesundheitsverhalten sowohl positive als auch negative Auswirkungen auf den Menschen haben kann.

Das Themengebiet Modelle des Gesundheitsverhaltens ist eng mit der Gesundheit des Menschen verknüpft und zielt auf eine Verbesserung dieser. Es existiert eine Vielzahl an Modellen, wovon das Transtheoretische Modell, das sozial-kognitive Prozessmodell und das Modell gesundheitlicher Überzeugungen vorgestellt wurden. Somit konnten alle dazu relevanten Bestandteile dargestellt werden.

Das Kapitel zwei schließt mit der Krankheit Alkoholabhängigkeit, also der Sucht nach Alkohol, ab. Zunächst wurde die Begrifflichkeit erläutert und die damit verbundenen Phasen dargestellt. Anschließend wurden die Merkmale der Alkoholabhängigkeit erklärt und ein Bezug auf die körperlichen und psychischen Folgen auf den Menschen hergestellt.

3 Methodische Anwendung der theoretischen Erkenntnisse

Nach den theoretischen Begriffserklärungen und den Modellen zur Änderung des Gesundheitsverhaltens soll nun ausgehend von einer gesundheitlichen Notlage durch Anwendung eines ausgewählten Modells nach Lösungen und einer Verbesserung des Gesundheitsverhaltens gesucht werden. In den nachfolgenden Unterkapiteln wird zunächst die Ausgangssituation beschrieben und anschließend ein Modell auf das Beispiel angewandt.

---

[48] Helios Magazin (o.J.).

3.1 Ausgangssituation

Im Zentrum des methodischen Teils dieser wissenschaftlichen Arbeit steht Max Mustermann. Herr Mustermann ist männlich und 38 Jahre alt. Er arbeitet seit Jahren als Musiklehrer in einer kleinen Schule auf einem Dorf. Trotz seiner großen Leidenschaft, der Musik, schafft er es nicht die Kinder in dem Fach zu kontrollieren. Teilweise werden Anweisungen nicht befolgt, was Herrn Mustermann sehr stresst. Zum privaten Ausgleich spielte er stets Fußball im Verein. Dies wirkte sich positiv auf seine Gedanken aus und der Stress auf Arbeit konnte vergessen werden. Seit Beginn der COVID-19 Pandemie sind diese Veranstaltungen allerdings untersagt, seinem Hobby kann nicht mehr nachgegangen werden. So kam es, dass Herr Mustermann gelegentlich abends ein Bier zum Abreagieren trank. Über einen längeren Zeitraum entwickelte sich das abendliche Bier jedoch zu härterem Alkohol und einem unkontrollierbaren Konsum, der schon vor dem Unterrichtsbeginn startet. Ohne Alkohol hält er laut eigenen Aussagen die Kinder nicht mehr aus und hat starke Stimmungsschwankungen, die er an den Kindern auslässt. Seine Leidenschaften und Interessen hat er durch den starken Alkoholkonsum vernachlässigt.

3.2 Gesundheitsförderung durch Anwendung des HAPA

Zur Verbesserung des Gesundheitsverhaltens wird in diesem Unterkapitel das sozial-kognitive Prozessmodell verwendet. Es wird verwendet, da es als hybrides Modell verschiedene Modelle miteinander kombiniert. Dazu wird es in vielen verschiedenen Bereichen der Forschung angewendet und stellt die Umsetzung der Verhaltensänderung in den Vordergrund.

Im konkreten Beispiel muss Max Mustermann zunächst die Motivationsphase und anschließend die Willensphase durchlaufen.

Begonnen wird mit der Motivationsphase und den drei damit verbundenen kognitiv-affektiven Variablen. Für Herrn Mustermann ist die *Bedrohungswahrnehmung* die erste Hürde. Subjektiv nimmt er nur die Nachteile wahr, wenn er keinen Alkohol konsumiert. Das bedeutet, die negativen Auswirkungen auf den Körper werden als sekundär betrachtet, primär gilt der Mehrwert des Alkohols, ihn durch die stressigen Situationen des Alltags zu bringen. Dadurch wird ihm auch die Schwere der Abhängigkeit nicht bewusst. Es ist in diesem Beispiel offensichtlich, dass keine Motivation vorhanden ist, die eigene Situation nachhaltig zu verändern. In diesem Fall muss die, durch Vollmann und Weber angesprochene, Risiko- und Ressourcenkommunikation zur

Förderung einer Intentionsbildung genutzt werden. Für Max Mustermann sind externe Einflüsse wie Werbungen von Suchtberatern, Empfehlungen von Ärzten oder Zeitungsartikel über seine Krankheit wichtig, um sich effektiv mit dem Thema auseinander zu setzen. Er nutzt die Möglichkeit mit seinem langjährigen Hausarzt über seine Problematik zu sprechen.

Wenn die eigene Einsicht und Einschätzung des Schweregrads über die Krankheit vorhanden sind, beginnt er mit den *erwarteten Handlungskonsequenzen*. Damit verbunden ist die Abwägung zwischen Kosten und Nutzen. Sollte er sein Gesundheitsverhalten verändern und keinen Alkohol mehr konsumieren, gelten als Kosten für ihn zunächst die anstrengende Arbeit und die starken Stimmungsschwankungen. Als Nutzen gilt der Fokus auf die eigene Gesundheit und dem Nachgehen seiner Leidenschaften. Nach den Gesprächen mit seinem sozialen Umfeld und Ärzten weiß er, dass Verhaltensänderungen ohne Alkoholkonsum möglich sind und möchte sein Leben nachhaltig verändern.

Wichtig ist bei den *eigenen Erwartungen* die Eigenmotivation, selbst an den Problemen etwas zu ändern und hartnäckig die Ziele zu erreichen. Seine damit verbundenen Gedanken müssen optimistisch sein, um nicht in alte Verhaltensmuster zu verfallen. Will Herr Mustermann das Verhalten zum eigenen Wohlbefinden verändern, muss er sich auch mit den Herausforderungen im allgemeinen Leben auseinandersetzen. So muss er bei Veranstaltungen auf Alkohol verzichten oder auch privat keinen Alkohol kaufen – er denkt, dass es ihm zunächst schwerfallen wird, er es allerdings schaffen kann. Herr Mustermann ist der Überzeugung, sich bei Rückfällen in alte Muster professionelle Unterstützung zu holen, um das gewünschte Verhalten erneut zu festigen. Sein Ziel ist, in Zukunft keinen Alkohol mehr zu trinken.

In der präaktionalen Phase plant Herr Mustermann die Umsetzung seines Ziels. Er möchte den gesamten Alkoholvorrat bei sich zuhause entsorgen, sodass er nicht in Versuchung geraten kann. Im Supermarkt vermeidet er absichtlich die Gänge, in denen die Flaschen stehen. Anstatt Alkohol ist sein Ziel, Wasser oder andere nichtalkoholische Getränke zu trinken, um das Trinkverlangen zu steuern. Gerade in den Tageszeiten, in denen er häufig getrunken hat, versucht er möglichst sich sportlich zu betätigen oder sich mit anderen Möglichkeiten abzulenken (z.B. Kreuzworträtsel lösen). In gesellschaftlichen Situationen, beispielsweise bei Grillabenden, versucht Herr Mustermann gezielt Möglichkeiten des Trinkens zu vermeiden. So möchte er möglichst Aufgaben übernehmen, wobei Alkoholkonsum nicht möglich wäre (z.B. Auto fahren, Freunde nach Hause bringen). Wenn das soziale Umfeld ihn dazu auffordert Alkohol zu trinken, möchte er möglichst indirekt auf seine Krankheit verweisen und die Aufforderung höflich ablehnen. In schwierigen, stressigen Situationen auf Arbeit möchte er mit Hilfe von Stressbällen seine starken Stimmungsschwankungen vermeiden. Er sucht nach Möglichkeiten der Verlagerung, um nicht zu Alkohol zu greifen. Sobald der Wunsch oder Gedanke nach Alkohol größer wird, versucht er seinen Kopf auf neue Gedanken zu bringen und sich dahingehend abzulenken.

In der aktionalen Phase führt Herr Mustermann sein gewünschtes und durchgeplantes Verhalten nun aus. Es fällt ihm anfangs schwer, nicht in alte Muster zu verfallen und seiner neuen Linie treu zu bleiben. Dennoch denkt er, dass es ihm ohne Alkoholkonsum besser geht und kontrolliert dahingehend seine Gedanken und sein Verhalten regelmäßig. Er weiß zudem, dass er schon große, wichtige Schritte in Bezug auf Abstinenz von Alkohol geleistet hat. Herr Mustermann hat keine Lust, dass die Kraft der letzten Wochen umsonst war und bleibt deshalb standhaft.

Im postaktionalen Abschnitt bewertet er nach einigen Wochen sein neues Verhalten. Er bemerkt dabei, dass sich seine Gedanken über den Zeitraum nun weniger um Alkohol drehen und er mehr Zeit hat seinen Interessen nachzugehen. Max Mustermann denkt, seine neue Verhaltensweise ist auf seine mentale Stärke zurückzuführen. Dies gibt ihm neue Motivation, seinen neuen Lebensstil weiter fortzuführen.

3.3 Kritische Betrachtung der methodischen Anwendung

Für diese wissenschaftliche Arbeit ist die kritische Betrachtung der methodischen Anwendung von großer Bedeutung, da in dem vorangegangenen Kapitel von einer optimalen Lösung ausgegangen wird. Im Wesentlichen sind mehrere Punkte bei der Anwendung des HAPA kritisch zu betrachten. Im Folgenden wird darauf näher eingegangen.

Das sozial-kognitive Prozessmodell des Gesundheitsverhaltens beginnt mit der Motivationsphase und den drei, damit verbundenen, kognitiv-affektiven Variablen. Die *Bedrohungswahrnehmung* gilt in dem gewählten Beispiel als Schwachpunkt in der Realität. Es wird davon ausgegangen, dass der Mensch Alkohol als positiv wahrnimmt, weil diese Droge seine alltäglichen Probleme löst. Dadurch wird Herr Mustermann nur durch Risiko- und Ressourcenkommunikation, also externe Einflüsse, auf seine Krankheit und deren negative Einflüsse aufmerksam. Damit diese Möglichkeit wirkt, müssten diese Angebote allerdings wahrgenommen und auch effektiv genutzt werden. Sollten diese Angebote ungenutzt bleiben, wird sich an der aktuellen Situation nichts verändern. Es besteht ansonsten keinerlei Eigenmotivation und Wille. Die Eigenmotivation könnte zudem durch das soziale Umfeld beeinträchtigt werden, wenn keine Unterstützung vorhanden ist. Max Mustermann benötigt zudem die dazugehörige Einsicht und müsste seinen Krankheitsgrad selbst einschätzen. Sollte dies nicht geschehen, wird sich auch nichts ändern.

Bei den *erwarteten Handlungskonsequenzen* und damit der Kosten-Nutzen-Abwägung sollte bedacht werden, dass für den Menschen allein die Kostenseite überwiegt. Max Mustermann könnte in der gesamten Lösung keinen Weg zur Besserung sehen und somit nichts an seinem Verhalten ändern. Eventuell hätten dabei psychische Folgen, wie die in der Theorie angesprochene Depression, einen Einfluss auf die weitere Verhaltensänderung.

In der Phase der *eigenen Erwartungen* besteht Möglichkeit, dass keine Intention vorhanden ist, das aktuelle Verhalten zu verändern. Dies könnte unter anderem die Ursache haben, dass sich im Vorfeld bereits mit einer Verhaltensänderung auseinandergesetzt wurde. Wenn diese damalige Verhaltensänderung zusammenhängend mit früheren Erfahrungen (z.B. aus dem sozialen Umfeld) keinen Nutzen gebracht hat, hätte dies starken Einfluss auf den neuen Versuch das Gesundheitsverhalten zu ändern.

Die Willensphase mit den Unterkategorien präaktional, aktional und postaktional führt zu weiteren Herausforderungen in der häuslichen Umgebung.

Zunächst ist es nicht möglich, jede Situation im Vorfeld genaustens durchzuplanen. Neue Situationen könnten zu ungewünschtem Verhalten führen. Dazu könnten weitere externe Einflüsse zu alten Verhaltensmustern führen. In der Willensphase sind Faktoren wie die Emotionen des Menschen nicht miteingebunden. Sollte der Mensch einen negativen Tag haben oder sich unwohl fühlen, ist eventuell die Wahrscheinlichkeit eines Rückfalls größer, als wenn die Gefühlslage des Menschen stabil ist. Rückfälle könnten dazu auch starke Einflüsse auf die Eigenmotivation und Emotionen des Menschen haben. Dadurch könnten Rückschritte in der Verhaltensänderung entstehen oder die Verhaltensänderung ganz verworfen werden. Externe Einflüsse von außen könnten in der aktionalen Phase ebenfalls ein entscheidender Faktor in Bezug auf das Gesundheitsverhalten sein. Sollten sich die finanziellen Mittel des Menschen oder die insgesamten Rahmenbedingungen verändern, hätte dies einen großen negativen Einfluss auf das Verhalten. Im postaktionalen Verhalten könnte es auch zu einer negativen Evaluation der Handlung kommen, was wiederum auch negative Auswirkungen hätte.

Insgesamt kann das HAPA-Modell in einer klinischen Umgebung zu optimalen Verhaltensänderungen führen und auch in der Praxis Erfolge verzeichnen. Einige Faktoren, wie unter anderem Emotionen, die sozialen Einflüsse aus dem Umfeld und die externen Einflüsse auf den Menschen sind jedoch nicht betrachtet worden. Dadurch kann eine Änderung des Gesundheitsverhaltens unter Anwendung des Modells nicht garantiert werden.

4 Diskussion und Ausblick

Die vorliegende Hausarbeit handelte von der Thematik rund um das Gesundheitsverhalten.

Nach einer kurzen Einleitung mit Problemstellung, Zielsetzung und methodischer Vorgehensweise wurden in Kapitel zwei die theoretischen Grundlagen ermittelt. Dabei wurden die Themenfelder der Gesundheitspsychologie, mit den Begriffserklärungen der Gesundheit und des Gesundheitsverhaltens, betrachtet. Es zeigte sich, dass die beschriebenen Themengebiete nach der Literatur schwierig zu definieren sind und es kaum einheitliche Definitionen gibt. Anschließend wurden drei Modelle des Gesundheitsverhaltens, das Transtheoretische Modell der Verhaltensänderung (TTM), das sozial-kognitive Prozessmodell des Gesundheitsverhaltens (HAPA) und das Modell gesundheitlicher Überzeugungen (HBM) ausführlich erläutert und diskutiert. Nachfolgend wurde auf die Krankheit Alkoholabhängigkeit aufmerksam gemacht, welche in der Gesellschaft weit verbreitet ist. Dazu wurden Begriffserklärungen vorgenommen und die unterschiedlichen Phasen beschrieben. Die Merkmale der Alkoholabhängigkeit wurden erläutert und mit den Auswirkungen der Krankheit dargestellt.

Kapitel drei handelte von der Umsetzung der erlernten theoretischen Grundlagen in die Praxis. Nach einer kurzen Vorstellung der Ausgangssituation mit Max Mustermann wurden anhand des sozial-kognitiven Prozessmodells des Gesundheitsverhaltens konkrete Ansatzpunkte entwickelt, um das Modell in der Praxis umzusetzen. Dabei wurde ausführlich auf die verschiedenen Unterprozesse des Modells eingegangen. Abgeschlossen wurde das Kapitel mit einer kritischen Betrachtung der methodischen Anwendung. Zusammenfassend konnte das Ziel, ein Modell in der Praxis mit konkreten Ansatzpunkten umzusetzen, erfolgreich erfüllt werden.

In der Zukunft sollte Herr Mustermann durch die, ihm in Deutschland zur Verfügung stehenden Mittel sein Gesundheitsverhalten effektiv verändern. Es stellt sich zudem die Frage, ob er sein restliches Leben ohne Alkohol bestreiten kann. Hierzu muss die nötige Eigenmotivation bestehen, denn nur so kann seine Gesundheit nachhaltig verbessern.

Die Gesundheit des Menschen ist für das gesamte Leben wichtig und gilt als allein als Sieg, wie bereits in der Einleitung durch Thomas Carlyle dargestellt wurde.

5 Literaturverzeichnis

Bundesministerium für Gesundheit (2022). *Alkohol.* Zugriff am 05.01.2023. Verfügbar unter https://www.bundesgesundheitsministerium.de/service/begriffe-von-a-z/a/alkohol.html.

Die Techniker (2022). *Alkoholabhängigkeit – schleichende Sucht (1/5).* Zugriff am 12.01.2023. Verfügbar unter https://www.tk.de/techniker/gesundheit-und-medizin/behandlungen-und-medizin/sucht/alkoholabhaengigkeit-schleichende-sucht-2022948?tkcm=ab

Dobmeier, Julia / Fux, Christiane (2019). *Alkoholismus.* Zugriff am 12.01.2023. Verfügbar unter https://www.netdoktor.de/krankheiten/alkoholismus/.

Duden (2023). *Synonyme zu Wohlbefinden.* Zugriff am 06.01.2023. Verfügbar unter https://www.duden.de/synonyme/Wohlbefinden

Gesundheitsamt Frankfurt (o.J.). *Einflussfaktoren auf die Gesundheit.* Zugriff am 05.01.2023. Verfügbar unter https://frankfurt.de/gutgehts/lexikon/einflussfaktoren-auf-die-gesundheit#:~:text=Dazu%20z%C3%A4hlen%20Ern%C3%A4hrung%2C%20Bewegung%2C%20Tabak,soziale%20und%20gemeinwesenbezogene%20Netzwerke%20beziehen.

Helios Magazin (o.J.). *Die unsichtbare Sucht: So erkennen Sie, ob Sie ein Alkoholproblem haben.* Zugriff am 13.01.2023. Verfügbar unter https://www.helios-gesundheit.de/magazin/tabuthemen/news/alkoholismus-erkennen/.

Faltermeier, Toni (2022). Gesundheitsverhalten. Zugriff am 08.01.2023. Verfügbar unter https://dorsch.hogrefe.com/stichwort/gesundheitsverhalten-gesundheitshandeln.

Fuchs (2012), S. 132-133. Zitiert in: Egger, M., Razum, O. (2012). *Public Health.* o.O: De Gruyter.

Keller, Roger (2008). *Das Transtheoretische Modell der Verhaltensänderung.* Zugriff am 08.01.2023. Verfügbar unter https://www.zora.uzh.ch/id/eprint/7271/1/20080438_002138102.pdf.

Keller, S. (1999). Motivation zur Verhaltensänderung. Das Transtheoretische Modell in Forschung und Praxis. In: Keller, Roger (2008). *Das Transtheoretische Modell der Verhaltensänderung.* Zugriff am 08.01.2023. Verfügbar unter https://www.zora.uzh.ch/id/eprint/7271/1/20080438_002138102.pdf. S. 7 ff.

Kiefer, Falk (2021). *Alkoholsucht – Wie entsteht eigentlich die Abhängigkeit?.* Zugriff am 12.01.2023. Verfügbar unter https://www.aok.de/pk/magazin/koerper-psyche/sucht/alkoholsucht-alkoholabhaengigkeit-alkoholmissbrauch/.

Kok, G., Peters, G.-J. Y., Kessels, L. T. E., Hoor, G. A. ten & Ruiter, R. A. C. (2018). *Ignoring theory and misinterpreting evidence: The false belief in fear appeals. Health Psychology Review,* S. 111–125.

Krämer, Lena (2021). *Health Belief Model.* Zugriff am 10.01.2023. Verfügbar unter https://dorsch.hogrefe.com/stichwort/health-belief-model.

Lippke, S./Renneberg, B. (2006), *Theorien und Modelle des Gesundheitsverhaltens.* In: Renneberg, B./Hammelstein, P. (Hrsg.), *Gesundheitspsychologie*, Springer Berlin Heidelberg, Berlin, Hei- delberg, S. 35–60.

Lippke, S. & Schüz, B. (2020). *Modelle gesundheitsbezogenen Handelns und Verhaltensänderung.* In R. Haring (Hrsg.). *Gesundheitswissenschaften* (, S. 299–310). Berlin: Springer.

Lehmkuhl, Ulrike (2005). *Die Gesellschaft und die Krankheit.* Göttingen: Vandenhoek & Ruprecht.

Schneider, Kerstin (o.J.). *Gesundheit / 1 Unterschiedliche Definitionen und Kriterien.* Zugriff am 07.01.2023. Verfügbar unter https://www.haufe.de/personal/haufe-personal-office-platin/gesundheit-1-unterschiedliche-definitionen-und-kriterien_idesk_PI42323_HI2645335.html.

Schwarzer, R. (2008). *Modeling health behavior change: How to predict and modify the adoption and maintenance of health behaviors. Applied Psychology,* S. 1–29.

Schwarzer, R. (2016*). Health Action Process Approach (HAPA) as a theoretical framework to understand behavior change.* Actualidades en Psicología, S. 119–130.

Siller, Helmut (2018). *Verhalten.* Zugriff am 07.01.2023. Verfügbar unter https://wirtschaftslexikon.gabler.de/definition/verhalten-53405/version-276498.

Schweitzer (2021). *Wie schafft man es, ein Verhalten zu ändern?.* Zugriff am 08.01.2023. Verfügbar unter https://www.schweitzer.tirol/blog/gesundheit/stufen-der-verhaltensaenderung.

Skinner, C. S., Tiro, J. & Champion, V. L. (2015). *The health belief model.* In K. Glanz, B. K. Rimer & K. Viswanath (Hrsg.). *Health Behavior. Theory, research and practice,* S. 75–94, San Francisco: Jossey-Bass.

Statista (2022). *Risikokonsum von Alkohol in Deutschland.* Zugriff am 05.01.2023. Verfügbar unter https://de.statista.com/statistik/studie/id/22246/dokument/risikokonsum-von-alkohol-in-deutschland-statista-dossier/

Statistisches Bundesamt (2022). *Bevölkerungsstand: Amtliche Einwohnerzahl Deutschlands 2022.* Zugriff am 12.01.2023. Verfügbar unter https://www.destatis.de/DE/Themen/Gesellschaft-Umwelt/Bevoelkerung/Bevoelkerungsstand/_inhalt.html

Velicer, W.F., Prochaska, J. O., Fava, J. L., Norman, G. J. & Redding, C. A. (1998). *Smoking Cessation and stress management: Applications of the Transtheoretical Model of behavior change.* In: Keller, Roger (2008). *Das Transtheoretische Modell der Verhaltensänderung.* Zugriff am 08.01.2023. Verfügbar unter https://www.zora.uzh.ch/id/eprint/7271/1/20080438_002138102.pdf. S. 7 ff.

Vollmann, M./Weber, H. (2011), *Gesundheitspsychologie.* In: Schütz, A. (Hrsg.), *Psychologie. Eine Einführung in ihre Grundlagen und Anwendungsfelder,* 4. Aufl., Kohlhammer, Stuttgart, S. 394–410.

WHO (2020). *Gesundheit 2020 und die Bedeutung der Messung von Wohlbefinden: Faktenblatt.* Zugriff am 06.01.2023. Verfügbar unter https://www.euro.who.int/__data/assets/pdf_file/0018/185310/Health-2020-and-the-case-Fact-Sheet-Ger-final.pdf

WHO (1946). *Verfassung der Weltgesundheitsorganisation (Übersetzung).* Zugriff am 06.01.2023. Verfügbar unter https://fedlex.data.admin.ch/filestore/fedlex.data.admin.ch/eli/cc/1948/1015_1002_976/20200706/de/pdf-a/fedlex-data-admin-ch-eli-cc-1948-1015_1002_976-20200706-de-pdf-a.pdf

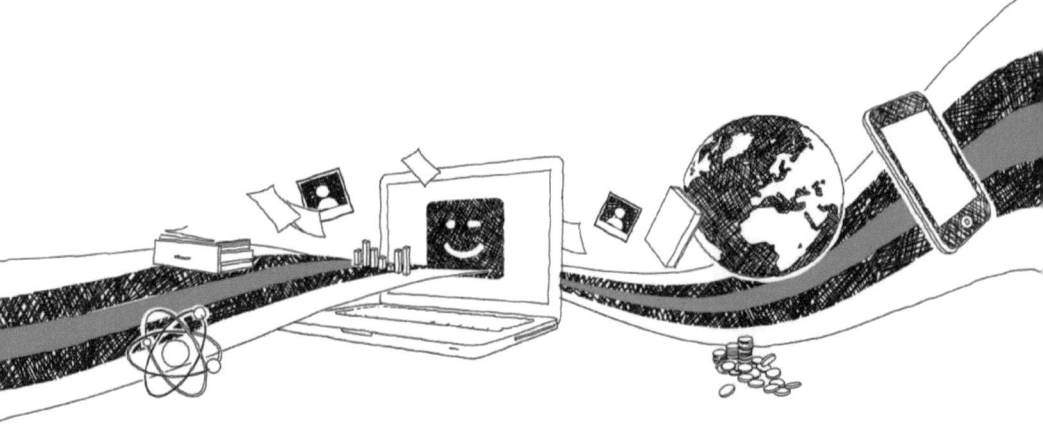
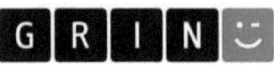